Dr Paul DELBET

—◎—

SUR

LA NÉPHRECTOMIE

ORCHITE & STÉRILITÉ

INSTRUMENTS POUR LA PROSTATECTOMIE PÉRINÉALE

SPÉCULUM ENDO-VÉSICAL

Communications faites à la sixième session de l'Association française d'Urologie, Paris, 1902.

(CLERMONT OISE)

IMPRIMERIE DAIX FRÈRES

3, PLACE SAINT-ANDRÉ, 3

—

1903

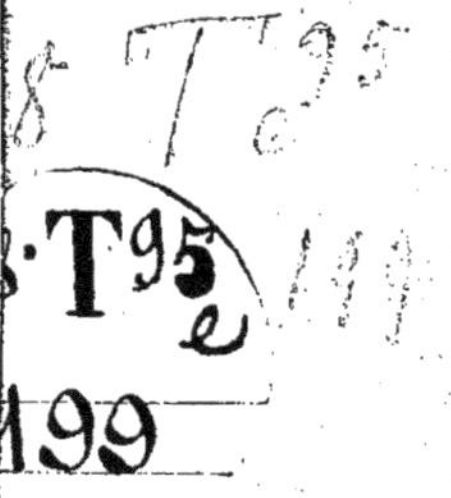

SUR

LA NÉPHRECTOMIE

PAR

Le Dr Paul DELBET

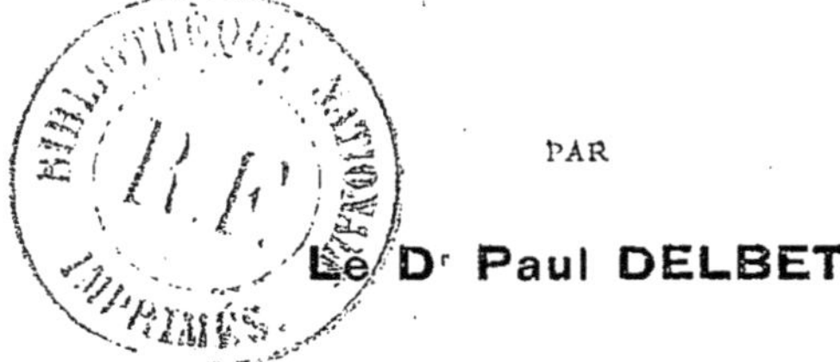

J'ai eu l'occasion de voir chez mes Maîtres, MM. les professeurs Guyon et Le Dentu, un grand nombre de néphrectomies et j'ai pu me rendre compte sinon de la facilité, du moins de l'élégance et de l'innocuité de cette opération entre leurs mains. Me conformant à l'usage du Congrès, je me bornerai à discuter, en me basant sur les faits personnellement observés, les conclusions des rapporteurs.

Mes faits de néphrectomies sont au nombre de 6 en y comprenant un cas opéré par M. le professeur Guyon, mais dont mon vénéré maître m'a confié l'examen et le traitement post-opératoire. Ces 6 cas comprennent : 1 néphrectomie pour traumatisme rénal avec 1 mort ; 3 néphrectomies pour fistule urétérale, pyonéphrose traumatique et rein mobile douloureux avec néphrite ; 2 néphrectomies pour tuberculose rénale (y compris le cas opéré par M. le professeur Guyon) tous suivis de guérison.

Ce qu'il faut retenir de ces faits, c'est d'abord l'innocuité absolue de l'opération : un de mes malades est mort, mais la mort n'est pas imputable à l'intervention : voici le cas : un enfant est amené de Necker après une chute d'un 7e étage ; il pisse du sang. Il se remet, puis fait des hématuries secondaires. Je le néphrotomise : il paraît guéri, quand il est repris d'hématurie et d'hémorrhagie interne :

je tente une néphrectomie, mais tombe sur un rein en déliquescence, les vaisseaux du hyle rétractés, et il ne me reste plus sur ce malade exsangue et à l'agonie qu'à tamponner pour éviter la mort sur la table d'opération, donc l'opération n'a été pour rien dans le décès de ce malade. A vrai dire, il n'a pas même été réellement néphrectomisé.

Tous les autres cas ont guéri, et j'ai été particulièrement frappé de voir combien de malades opérés pour des maladies accidentelles, tels que les fistules urétérales et les pyonéphroses traumatiques récentes ont aisément supporté le traumatisme opératoire. Pas de réaction fébrile, peu de modifications du pouls, état général parfait : c'est dire que l'acte opératoire lui-même est, dans la néphrectomie, sans aucune conséquence nocive pour l'organisme.

Chez aucun de mes malades, le cathétérisme urétéral n'a été fait ; non que j'aie écarté systématiquement ce moyen d'exploration qui renseigne d'une manière presque mathématique sur l'état du rein, mais parce que les autres modes d'examen : cystoscopie, recherche de la sensibilité urétérale, épreuve du bleu de méthylène m'ont donné des renseignements suffisants. Il est évident, en effet, que là où un rein est manifestement malade, l'autre sain en apparence et où l'élimination du bleu est normale, on peut conclure avec une approximation suffisante que le rein insenti est sain. Le cathétérisme m'a paru avant tout un procédé de perfectionnement réservé aux cas difficiles.

Au point de vue du traitement de l'uretère à la fin de l'opération, j'ai noté un point un peu spécial. Sur un malade que je néphrectomisais pour tuberculose rénale, je voulus réséquer une étendue aussi considérable que possible de l'uretère sans cependant risquer d'infecter l'atmosphère périnéale. J'attirai donc l'uretère aussi loin que possible et fixai le moignon tendu dans l'angle inférieur de la plaie lombaire : le malade fut pris dans les jours suivants d'envies incessantes d'uriner, sans que cependant l'urine devînt trouble comme dans la cystite : les accidents cessèrent après la libération de l'uretère ; je suis donc résolu dans l'avenir à éviter ce tiraillement du conduit.

Au point de vue du traitement opératoire *de la tuberculose rénale*, une question préjudicielle se pose. Faut-il faire la néphrectomie dès la première alerte ; la tuberculose est-elle fatalement progressive et n'est-elle pas susceptible de guérison spontanée ? Cette guérison a été exceptionnellement notée : or, le cas opéré par M. le professeur Guyon donne à cette question une réponse bien nette : le malade, en effet, eut une première poussée qui céda aux soins hygiéniques ; 18 mois après, les accidents reparurent, mais certainement provoqués par les imprudences et le manque de soins du malade : ce malade ayant été néphrectomisé, M. Guyon me fit remarquer que le rein était nettement divisé en deux parties et que la partie supérieure primitivement atteinte avait parfaitement guéri par transformation scléreuse. La partie inférieure, au contraire, présentait des lésions récentes. Ce malade aurait donc guéri spontanément s'il avait prolongé son traitement. Ce fait sert de preuve à la curabilité possible de la tuberculose et semble établir que la néphrectomie ne doit pas être trop hâtive.

En revanche, l'opération une fois indiquée, et sauf quelques cas exceptionnels justiciables de la néphrotomie, l'intervention de choix dans la tuberculose est la néphrectomie. De mes deux malades, en effet, l'un reste guéri depuis 6 ans, sans que son état général ait présenté aucun trouble, sans qu'il y ait eu tendance à une récidive tuberculeuse en un point quelconque du corps : il a été et demeure radicalement guéri. Le deuxième malade, opéré depuis 10 mois, est bien portant et porte la signature de sa guérison définitive sous forme de plaques scléreuses de sa vessie fortement atteinte de tuberculose avant l'opération.

Dans les traumatismes rénaux, les cas que j'ai pu voir et

les observations que j'ai relevées dans les auteurs confir-
ment les conclusions du mémoire que j'ai consacré à cette
question et que j'ai publié dans les *Annales génito-urinaires* (1902). Je me bornerai donc à répéter que dans la con-
tusion rénale, l'intervention est l'exception ; que la néphrectomie n'est indiquée que si le rein est en bouillie ou dégé-
néré, (teinte feuille morte) ; qu'elle doit céder presque
toujours le pas à l'incision exploratrice suivie d'un tam-
ponnement sans suture des plans superficiels.

OBSERVATIONS

OBS. I. — Traumatisme rénal, néphrectomie secondaire,
mort. In *Annales génito-urinaires*, 1902 : mémoire sur la contu-
sion rénale, obs. personnelle.

OBS. II. — Fistule uretérale, néphrectomie, guérison. Publiée in *Annales génito-urinaires*, 1900.

OBS. III. — Pyonéphrose traumatique (l'observation sera publiée *in extenso* dans un mémoire sur l'hydronéphrose traumatique. (*Revue de chirurgie*, 1903.)

OBS. IV. — Rein mobile, néphrite épithéliale, guérison. (Voir
Congrès d'Urologie, 1901 : pathogénie et traitement du rein
mobile.)

OBS. V. — Tuberculose rénale, néphrotomie, guérison. Publiée in *Annales génito-urinaires*, 1901.

OBS. VI. — Tuberculose rénale, néphrectomie ; guérison.
(Sera publiée *in extenso* in *Annales génito-urinaires*, 1903.)

ORCHITE ET STÉRILITÉ

PAR

Le D' Paul DELBET

Il existe, à l'heure actuelle, une opposition absolue dans la manière de traiter les infections génitales et la stérilité de la femme et de l'homme.

Survient-il chez la femme une infection de la trompe et de l'ovaire, on n'hésite pas, pour peu que les accidents se prolongent, à pratiquer une opération sérieuse sinon grave ; de même, quand une femme vient consulter pour de la stérilité on cherche par la dilatation, le redressement, voir même à une opération abdominale à lui rendre la fécondité. Chez l'homme, il en est tout autrement. Les inflammations de l'appareil génital sont traitées par le repos, la compression, la glace ; la stérilité ne donne lieu à aucun traitement ; on laisse le malade dans son état actuel sans chercher à lui porter remède. Cette manière d'agir, si différente chez l'homme et chez la femme, est-elle justifiée ? Je ne le pense pas : l'expérience prouve qu'on obtient beaucoup en opérant la femme : il faut agir de même chez l'homme. Il faut donc, chez l'homme, traiter activement l'orchite, traiter activement la stérilité accidentelle, bien qu'elle ait moins d'inconvénients que chez la femme.

En dehors de l'immobilisation, de la compression et du repos, moyens sinon indispensables, du moins adjuvants, on doit traiter l'orchite par les lavages de l'urètre au permanganate. J'ai eu le plaisir de voir adoptée par Escat, Genouville, Brin, Sebileau, André, de Nancy, et d'autres encore, cette méthode que j'ai le premier conseillée et que l'on a accueillie d'abord avec un certain scepticisme. En lavant l'urètre dès le début des écoulements blennorrhagiques, on prévient l'infection de l'épididyme, du canal déférent et des vésicules ; en lavant l'urètre quand déjà l'épididyme est atteint, on active la guérison de l'épididymite et l'on prévient dans la plupart des cas la stérilité en empêchant la formation d'un noyau scléreux à l'origine du déférent. J'ai constamment observé que l'épididymite blennorrhagique traitée par les lavages dès le début, guérissait sans laisser après elle de stérilité. Cette année, pour la première fois, j'ai échoué sur un de mes malades atteint d'une orchite excessivement aiguë.

Quand l'épididymite est constituée et que le traitement ne provoque pas la résolution du gonflement, ne conviendrait-il pas d'agir d'une manière active ? C'est maintenant ma conviction que je base sur le fait suivant.

Le 17 mai 1901, entre à Necker, salle Malgaigne, n° 31, un malade âgé de 25 ans ; le nommé Pag... Jean. Ce malade vient consulter pour une hernie inguinale qui fut opérée. Accidentellement on reconnaît sur la queue de l'épididyme droit un noyau induré. Ce noyau est ferme, à peu près indolore, du volume d'une bille, il siège sur la queue de l'épididyme et masque l'anse que fait le déférent en se joignant à l'épididyme ; le noyau est apparu spontanément, sans douleur, insidieusement. Soigneusement interrogé, le malade nie toute contamination blennorrhagique, le canal est à peine humide. Pas de troubles fonctionnels si ce n'est dans la fréquence des mictions une légère augmentatio n qui remonte à 6 mois.

Etant donnés ces symptômes, je porte le diagnostic de tuberculose de l'épididyme, en m'appuyant sur les considérations suivantes : pas de blennorrhagie antérieure, fréquence des mictions pouvant indiquer l'envahissement de l'urètre membraneux par la tuberculose, forme du noyau épididymaire qui est arrondi, qui masque la queue de l'épididyme et ne permet pas de sentir, comme le noyau blennorrhagique, l'anse du déférent. J'ajouterai que le malade avait des ascendants tuberculeux du côté de son père, que lui même a eu plusieurs bronchites.

Je proposai au malade une intervention, voulant profiter de ce que la tuberculose était fort limitée pour l'extirper et empêcher son extension de proche en proche ou à distance. Cette intervention fut acceptée.

Le 14 juin 1991, avec l'aide de M. Godineau interne du service, le malade ayant été endormi, je mets à nu par une incision verticale postérieure le noyau épididymaire ; je tombe alors non pas sur une masse solide ; mais sur un *tissu conjonctif lâche creusé d'aréoles contenant un liquide séreux* ; au centre seulement il existait un noyau scléreux.

Ayant, de deux coups de ciseaux, isolé et extirpé le noyau et ayant arrêté le sang par la compression, j'avive par une section verticale la partie postérieure de l'épididyme, puis ayant introduit une aiguille fine et mousse dans la lumière du déférent, je fends la paroi antérieure de ce dernier ; avec une fine aiguille et du catgut n° 0, je fais alors un surjet appliquant exactement la circonférence du canal déférent ouvert sur la tranche de l'épididyme et établis ainsi la continuité des voies séminales. Suture des plans superficiels.

Le malade présenta les jours suivants un peu de gonflement puis les choses se remirent en état et la guérison survint. Malheureusement, on ne peut parler que de guérison opératoire. L'oblitération ayant porté sur un seul côté la présence de spermatozoïdes dans le sperme ne prouverait rien au point de vue du rétablissement de la perméabilité : mon intention était de faire une ponction de la vésicule séminale droite. Mais le malade s'y est constamment refusé. Extérieurement du moins, la continuité paraît parfaite. L'examen microscopique de la granulation et de l'écoulement, l'inoculation, ont permis d'éliminer le diagnostic tuberculose et de conclure à une épididymite blennorrhagique.

Sur ce malade, j'ai donc pu faire la biopsie de l'épididymite blennorrhagique et constater que le gonflement tient en grande partie à une infiltration séreuse préépididymaire. Si donc à l'heure actuelle un nouveau cas d'épididymite blennorrhagique se présentait à moi, je n'hésiterais pas, dans le cas où la rétrocession ne se ferait pas immédiatement devant les lavages de l'urèthre, à faire l'incision ou pour le moins la ponction de la partie tuméfiée. Je serais heureux si quelques médecins ou chirurgiens urinaires voulaient tenter le même essai et nous apporter l'année prochaine le résultat de leur pratique.

Quand le noyau cicatriciel périépididymaire s'est constitué et que sa présence entraîne la stérilité, il ne faut pas abandonner le malade ; mais tenter de rétablir la perméabilité des voies génitales.

On pourrait, pour rétablir cette perméabilité, réséquer la partie épididymaire indurée et suturer la partie postérieure de l'épididyme à la partie antérieure : l'expérience démontre que la coaptation de deux parties creusées de canaux, comme les deux segments de l'épididyme, peut être suivie d'une cicatrisation des deux parties mises en présence avec conservation de la perméabilité d'un certain nombre de canaux : mais ceux-ci suivant dans l'épididyme un trajet excessivement sinueux, un même canal serait atteint plusieurs fois par la coupe : il est facile de comprendre qu'il faudrait un hasard extraordinaire pour que les dernières anses du segment supérieur arrivassent à s'aboucher avec les premières du segment inférieur. Il faut donc rejeter ce mode opératoire. On pourrait créer une anastomose latéro-latérale entre le déférent et l'épididyme, par-dessus le noyau. A mon avis, le meilleur procédé consiste à anastomoser directement la partie postérieure de l'épididyme sectionné en avant de sa partie malade avec le déférent.

Voici la technique que je conseille m'appuyant sur des expériences et sur les travaux de Scaduto. En avant de la partie de l'épididyme sclérosé, et à distance, sectionner l'épididyme nettement, dans un sens perpendiculaire au grand axe ; réséquer ensuite toute la portion de l'épididyme qui est en arrière du point sectionné jusqu'au déférent, couper le déférent perpendiculairement à son grand axe, introduire dans la cavité du canal une aiguille mousse, fendre longitudinalement la paroi antérieure du déférent dans une étendue de 2 cent., appliquer le canal ainsi ouvert sur l'épididyme, en ourlant chacun des bords de la

section du déférent à la partie correspondante de la périphé-
rie de la section épididymaire ; placer soigneusement sur-
tout le 1ᵉʳ catgut, correspondant à la partie basse de la paroi antérieure du déférent, de manière à ne pas oblitérer
la lumière du conduit. Dans ces conditions, on doit espérer
que le passage des produits de sécrétion dans les conduits
épididymaires entretiendra leur perméabilité et permet-
tra une greffe de l'épididyme avec restauration de la con-
ductibilité (1).

(1) J'ai opéré mon malade à Necker le 14 juin 1901, et j'ai déposé les
conclusions de cet article en mai 1902. Peu après ma communication
au congrès, j'ai reçu le nᵒ d'octobre du *Centralblatt fur Harn und
Sexual Organe*. Je vois page 605 que Martin, Carnett, Levi et Penning-
ton ont fait des anastomoses épididymo-déférentielles et qu'ils ont pu
démontrer le retour de la perméabilité par le retour des spermatozoïdes dans le sperme. *Univ. of. Penna. Med. Bull.*, mars 1902.

INSTRUMENTS

POUR LA

PROSTATECTOMIE PÉRINÉALE

PAR

Le Dr Paul DELBET

La prostatectomie périnéale, sans être une opération difficile, est assez délicate. Elle exige une instrumentation particulière. Je présente au congrès les instruments dont je me sers et que j'ai fait construire par M. Aubry.

1° *Porte-jambes*. — Ce sont des tiges d'acier coudées auxquelles on fixe le sujet et qui le maintiennent, le périnée regardant en haut et en avant.

2° *Spéculum périnéal*. — Cet instrument comprend une pièce sacrée que l'on glisse sous le siège, et une valve que l'on place dans la plaie périnéale devant le rectum : des vis permettent de leur donner l'écartement et l'inclinaison convenables. (Fig. 1.)

La valve porte en outre deux tiges latérales mobiles qui maintiennent les releveurs écartés.

3° Un *désenclaveur prostatique* (Fig. 4). — C'est une tige d'acier du calibre 20 de la filière Charrière. L'extrémité vésicale s'abaisse à l'aide d'un mécanisme spécial et amène la prostate dans le champ opératoire. Cet instrument permet d'opérer sans inciser l'urètre.

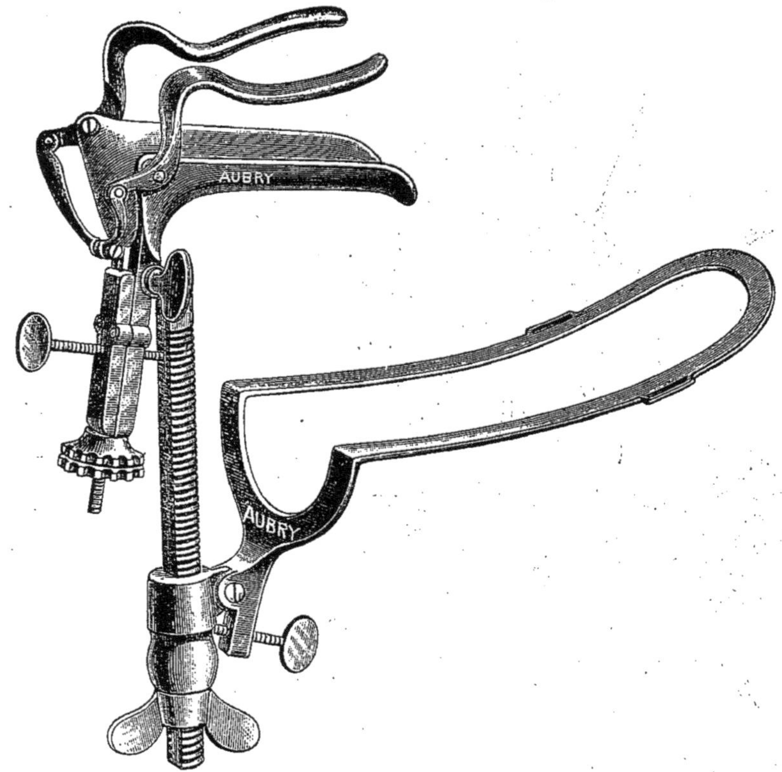

Fɪɢ. 1. — Speculum périnéal.

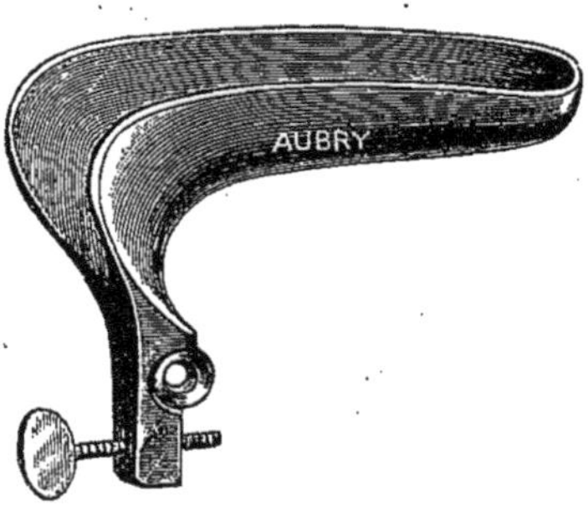

Fɪɢ. 2. — Valve de rechange.

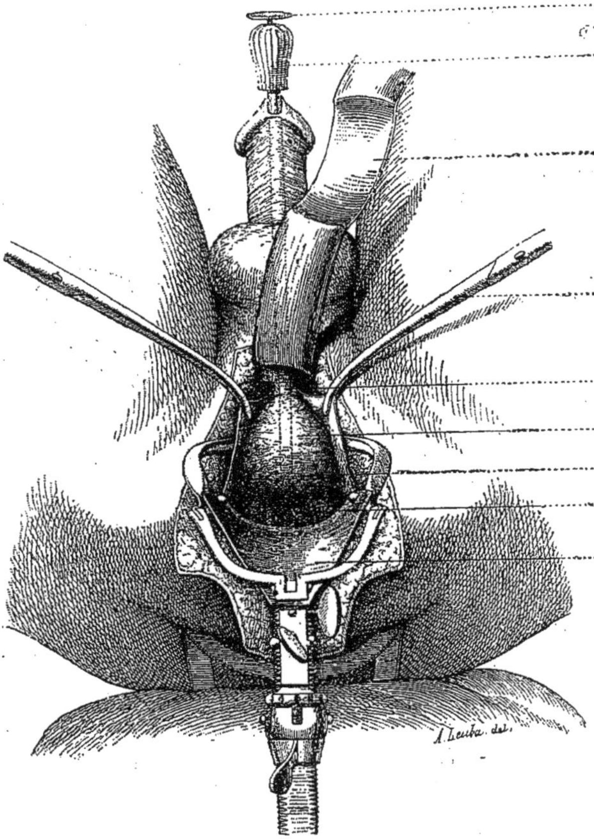

FIG. 3. — Spéculum périnéal. Désenclaveur. Pinces en place pendant le 2e temps de la prostatectomie.

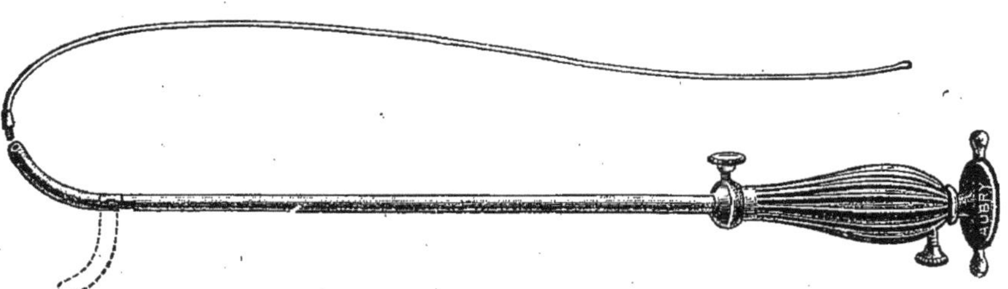

FIG. 4 — Désenclaveur prostatique.

4° Des *bistouris* à manche long (14 cent.) à lame coudée ou courbée à droite ou à gauche. Ils permettent la dissection facile des parties profondes (Fig. 5).

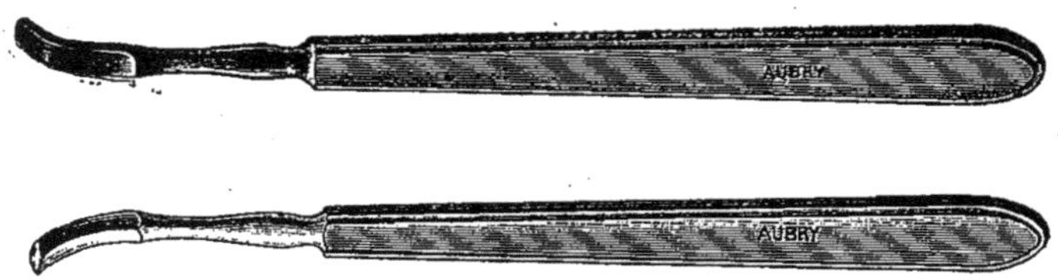

FIG. 5. — Bistouris courbes.

5° Des *ciseaux spéciaux* coudés à angle obtus permettant de dégager aisément l'urètre (Fig. 6).

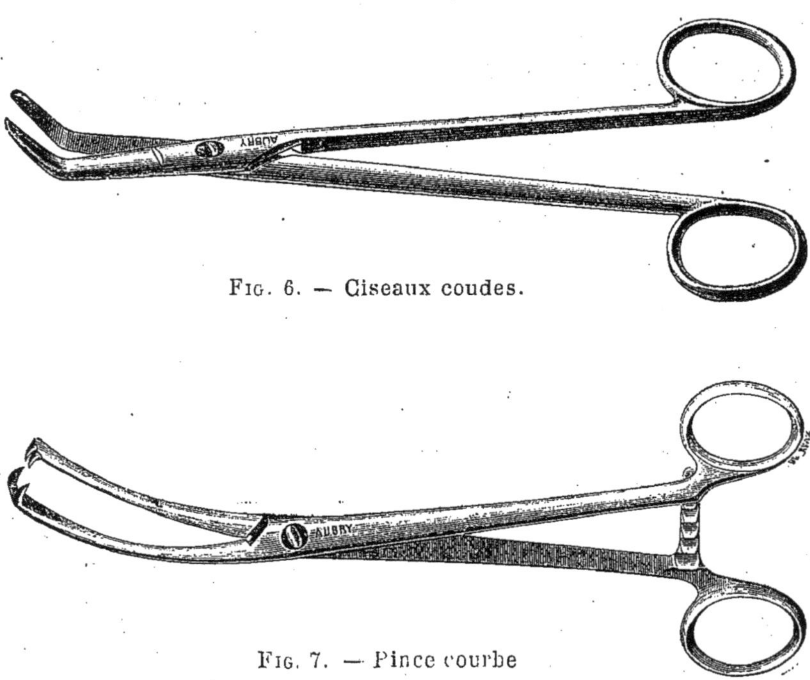

FIG. 6. — Ciseaux coudes.

FIG. 7. — Pince courbe

6° Des *pinces à griffe* longues et larges.

7° Des *pinces genre Kocher* courbées sur leur plats. Cette courbure rejette les anneaux sur le côté et dégage le champ opératoire (Fig. 7).

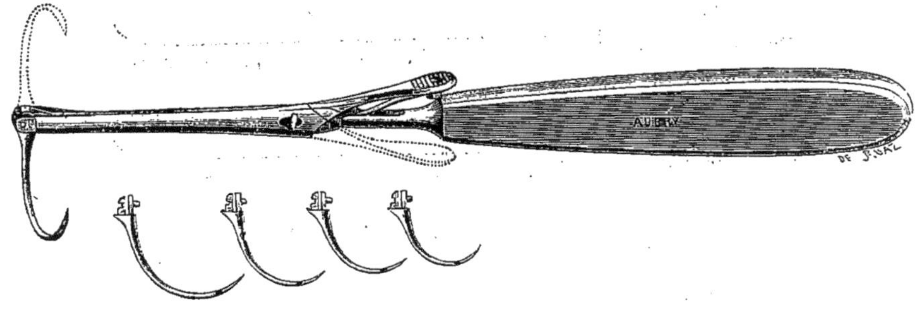

FIG. 8. — Aiguille pédale.

8° Une *aiguille pédale* analogue à l'aiguille des fistules vésico-vaginales, mais plus longue, à manche quadrangulaire, avec pédale à grande excursion (Fig. 8).

SPÉCULUM ENDO-VÉSICAL

POUR

l'examen du trigone et du bas-fond chez la femme

PAR

Le Dr Paul DELBET

L'instrument se compose de quatre lames d'acier articu-
lées sur un point de leur tranche. Réunies, les quatre lames circonscrivent deux cônes unis par leur sommet : ce

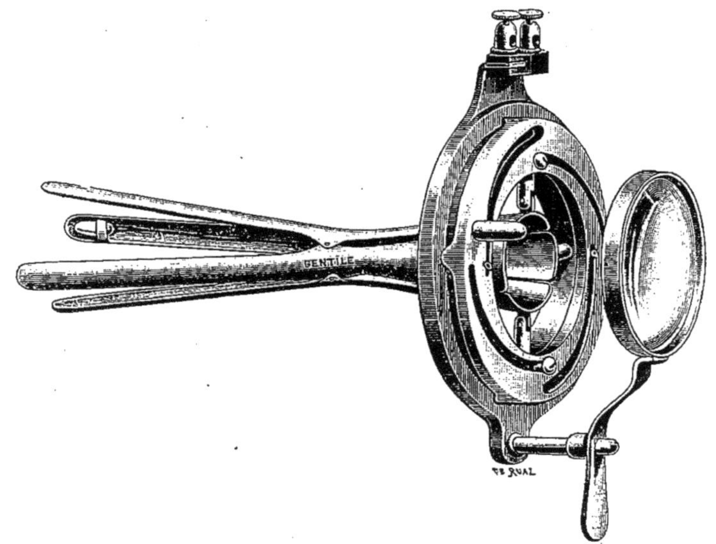

Fig. 9.

sommet répond au point d'articulation des lames. L'instrument se met en place de la manière suivante. On ferme
l'instrument ; c'est-à-dire que l'on rapproche par leurs

bords, la partie la plus longue des lames (6 centimètres) et qu'on applique leur surface sur un mandrin. L'instrument a alors le calibre du n° 20 Béniqué. L'instrument introduit, un mécanisme construit sur le principe des diaphragmes-iris permet d'écarter les lames urétrale et vésicale et de retirer le mandrin ; en même temps que le cône extérieur se ferme. On dilate ainsi légèrement le col et l'on aperçoit profondément la paroi postérieure de la vessie, le bas-fond, les angles latéraux. Les orifices urétéraux sont à droite et à gauche de la lame inférieure de l'instrument, à l'union du tiers antérieur et des deux tiers postérieurs. La lame supérieure porte une petite lampe à incandescence qui donne un brillant éclairage. Une lentille mobile placée à l'entrée de l'instrument permet une vision excessivement nette.

J'ai pu retirer avec cet instrument un corps étranger, et constater chez une autre malade l'absence de tout calcul.

Clermont (Oise). — Imp. Daix frères.

www.ingramcontent.com/pod-product-compliance
Ingram Content Group UK Ltd.
Pitfield, Milton Keynes, MK11 3LW, UK
UKHW022251070726
13613UKWH00005B/2223